CONSIDÉRATIONS

SUR LA NÉCESSITÉ DE RÉGLER LE CHOIX ET L'USAGE

DES

SUBSTANCES ALIMENTAIRES,

SOIT POUR CONSERVER LA SANTÉ ;

SOIT POUR GUÉRIR LES MALADIES, ET SURTOUT LES MALADIES
DE LONGUE DURÉE ;

SOIT ENCORE POUR TIRER PARTI DE L'ALIMENTATION, A CAUSE
DE L'INFLUENCE QU'ELLE PEUT EXERCER SUR LE CARACTÈRE,
L'INTELLIGENCE, LES PASSIONS, ETC., ETC.

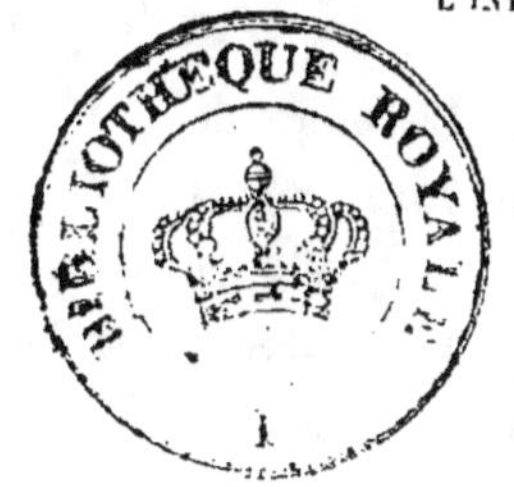

———

Les vérités que le public aime le moins à entendre,
sont souvent celles qu'il lui importe le plus de savoir.

CHAQUE jour on peut reconnaître combien il est
avantageux de régler le choix et l'usage des alimens
pour conserver sa vie, sa santé, ses forces, ses facultés,
et surtout pour obtenir guérison dans un grand
nombre de maladies.

Les connaissances qui s'y rapportent ne doivent
pas être dédaignées par les individus forts, car ils
sont souvent victimes de l'insouciance qu'ils mettent
à s'instruire et à s'observer à ce sujet.

1841

Elles présentent aux individus faibles, délicats, des moyens assurés d'améliorer leur santé, de mieux résister aux influences morbifiques dont ils doivent, plus que d'autres, redouter les effets, et de prolonger leur carrière au-delà des limites que semble assigner leur frêle organisation.

Et elles sont, pour ainsi dire, indispensables, lorsque la santé est altérée depuis long-temps. On parvient alors rarement à la réparer, sans s'aider de leur secours, tandis qu'en observant les seules règles qu'elles indiquent, on obtient, parfois, la guérison de maladies graves et opiniâtres.

« Il n'est pas rare, dit le professeur Barbier, de rencontrer des personnes qui, après avoir inutilement employé beaucoup de médicamens, ont vu leurs maux cesser, parce qu'elles changeaient tout-à-coup de nourriture, et qu'elles adoptaient un régime insolite. » *Hyg.*, t. II, p. 35.

Selon Galien, « la plupart des médecins les plus célèbres qui se sont occupés avec un soin particulier de l'étude des propriétés des alimens, ont déclaré, d'un commun accord, que c'est presque ce que la médecine offre de plus utile [1]. »

Les alimens forment une des parties essentielles

---

[1] « De facultatibus quæ alimentis insunt, plerique præstantissimorum medicorum, præcipuo studio in eam speculationem conversi conscripserunt, quod omnium, quæ sunt in medicinâ, ea propemodùm sit utilissima. » Galeni, *De Alimentor. Facult.*, lib. 1.

de l'hygiène, et, dans tous les temps, cette science a été l'objet de l'attention particulière des hommes qui ont acquis une célébrité méritée dans la pratique de la médecine.

L'hygiène est, en effet, d'un immense secours dans le traitement des maladies; elle offre, surtout contre les maladies de longue durée, des moyens de guérir, en général, plus sûrs, plus positifs que les médicamens proprement dits; elle expose beaucoup moins à de trompeuses conjectures. Cependant, elle n'est pas aussi en faveur auprès des malades; et si, à cause des inconvéniens que présente l'emploi des médicamens actifs, le médecin cherche, par l'application exacte des règles de l'hygiène, à s'abstenir d'ordonner ces médicamens, autant, toutefois, qu'il peut le faire avec avantage, il retire peu de gloire des guérisons même les plus inespérées! Il suit pourtant la méthode le plus franchement curative et conservatrice, celle dont l'expérience lui démontre chaque jour les heureux effets; mais on méconnaît alors, le plus souvent, l'influence de son art!

Le public n'attribue guère aux soins du médecin, que les succès qui paraissent dûs à l'emploi des médicamens comme moyen principal! Et il ignore toute la puissance de l'hygiène contre les maladies, puissance qui, pourtant, agit sans cesse sur leurs effets et sur leurs causes; qui dispose, qui conduit à la guérisou, en modifiant l'organisme, en ménageant les forces du sujet ; qui dispense, dans un grand nombre de cas, lorsqu'elle est bien réglée et sagement dirigée, de produire par les remèdes ces secousses, ces troubles, cette action forte, qui peuvent, il est vrai, devenir salutaires, mais qu'il faut craindre de provoquer chez certains individus.

Cependant, l'action apparente de ces remèdes leur donne presque toujours tant de prépondérance dans l'opinion publique, que si le médecin procède le plus ordinairement à l'aide de l'hygiène, il s'attire souvent le blâme, et parfois même le ridicule, et, quoiqu'il agisse sous l'impulsion de son savoir, de son expérience, de son devoir, et qu'il obtienne des résultats heureux, il n'est pas moins en butte à d'injustes critiques, inconvéniens inévitables et qu'il faut savoir subir, lorsqu'on doit lutter contre des préjugés, contrarier des goûts ou changer des habitudes !

De là, sans doute, cette foule de composés pharmaceutiques, adoptés avec empressement, tandis qu'on néglige volontiers les agens que fournit l'hygiène ; mais les médecins, véritablement distingués par leur talent d'observation, reconnaissent que les médicamens, et en particulier les médicamens actifs, ne conviennent que dans des circonstances bien moins fréquentes qu'on ne l'imagine communément ; ils avouent que le régime doit, en général, être la base d'une méthode curative ; qu'il est souvent le meilleur, le principal moyen pour guérir; qu'il suffit contre un grand nombre de maladies de longue durée; qu'il est souverain, surtout, pour améliorer de mauvaises dispositions du corps, et qu'il exerce la plus heureuse influence pour prévenir les divers états de langueur, les infirmités cruelles, les maladies violentes, et même les morts promptes et imprévues, événemens dont on s'étonne chaque jour, et contre lesquels on accusera long-temps la science d'être impuissante, tant qu'on méconnaîtra les sages préceptes qu'elle proclame sur la manière de régler le genre de vie selon la constitution et la disposition individuelle.

« Craton, qui fut successivement médecin de trois empereurs, et dont l'expérience rend l'autorité si respectable, avance avec vérité que ceux qui veulent suivre un régime exact, n'ont pas besoin de meilleurs médicamens ; car, ajoute-t-il, il n'est rien qu'on ne doive entreprendre pour conserver la santé, avant d'avoir recours aux remèdes. » Fr. Hoffmann.

Le célèbre Tronchin, dit le professeur Moreau, de la Sarthe, dut en partie sa réputation au soin qu'il prenait de n'employer les médicamens que lorsqu'il ne pouvait compter assez sur les ressources de l'hygiène.

Cheyne, dans son *Essai sur la Santé et une longue Vie*, « *Essay on Health and long Life*», se montre grand partisan du régime, et c'est l'ouvrage que le savant Haller considérait comme le meilleur de tous ceux qui ont été publiés sur la santé des gens de lettres et des personnes faibles. Dans ce livre, où Cheyne s'occupe des individus sédentaires, de ceux qui s'appliquent aux affaires ou à l'étude, de ceux qui ont les nerfs faibles, des complexions délicates, des vieillards, des personnes affectées de maladies chroniques, etc., etc., il affirme que tous ces individus peuvent conserver leur santé ou l'améliorer, sans pour cela renoncer à leurs occupations, pourvu qu'ils s'assujétissent à des règles sur le régime; il assure aussi que ces règles, observées avec beaucoup de persévérance, ont guéri un grand nombre de maladies déclarées incurables, ou les ont amenées à un état très supportable, lors même qu'elles avaient long-temps donné lieu à des crises pénibles que rien ne pouvait adoucir.

L'expérience m'a convaincu, comme beaucoup d'autres médecins, de la vérité de ce que Cheyne avance ici sur la puissance du régime, et je puis ajouter, de plus, que cette puissance, dirigée avec discernement, a été aussi d'un grand secours pour des femmes dont la grossesse était des plus pénibles; pour celles dont les accouchemens étaient difficiles, et pour prévenir les accidens qui surviennent quelquefois pendant ou après les couches.

Huxam dit, par rapport au régime, que cette partie de la médecine n'est pas autant étudiée qu'elle devrait l'être; que, toute simple et toute modeste qu'elle est, c'est pourtant la méthode de guérir la plus facile et la plus naturelle.

On lit, dans l'*Histoire de la Médecine*, par Sprengel : « Le régime est, de toutes les branches de la médecine, celle qui contribue le plus à la guérison des maladies, parce que les effets des moyens qu'elle propose sont durables, tandis que ceux des médicamens ne tardent pas à se dissiper. »

On trouve encore, dans le même auteur : « qu'il existe une multitude incroyable de maladies chroniques, contre lesquelles l'art ne peut souvent pas atteindre son but avec les ressources que lui offre la matière médicale, et se voit obligé d'avoir recours au régime, en changeant complètement le genre de vie. » Les maladies qu'il désigne à cette occasion, sont les spasmes, la goutte, la gravelle, les hémorroïdes, l'hypocondrie, l'hystérie, les maladies de peau, l'hydropisie, les catarrhes, qui se renouvellent à chaque instant, la phthisie, les ulcères opiniâtres aux jambes, etc., etc.

Sydenham avertit que les médicamens ne suffisent pas seuls pour guérir les maladies chroniques, et qu'il faut, outre cela, porter toute son attention sur le régime ; sans quoi tout ce qu'on tenterait, d'ailleurs, serait inutile. (*Opera medica*, p. 475.)

Il arrive, le plus souvent, que la constitution actuelle des humeurs et des organes, est comme identifiée avec les affections chroniques ; celles-ci, alors, ne peuvent être guéries que par une sorte de rénovation générale du système vivant. Or, le régime seul, nous dit avec raison le professeur Barbier, a le pouvoir d'opérer cette grande mutation. (*Hyg.*, t. II, p. 34.)

Je citerai encore ce passage de l'illustre auteur de la *Médecine raisonnée :* « Toute la méthode curative d'Asclépiade, dit-il, était renfermée dans le régime. Si nous lisons avec attention le quatrième livre de la *Médecine de Celse*, où il traite de la manière de guérir presque tous les vices qui ont fixé leur siége dans les parties intérieures du corps, nous verrons que ce grand homme la fait principalement consister dans le changement d'air, de lieu, de genre de vie, d'alimens liquides et solides, dans l'abstinence, les différens mouvemens et exercices du corps, les frictions, les bains et les linimens. Parmi les médecins, ceux qui ont enrichi la postérité de découvertes utiles, et sur les pas desquels on peut marcher en sûreté, comme Sanctorius, Mercurialis, Montanus, Lancisi, Baglivy, Rumazzini, ont obligation de ce qu'ils ont laissé de plus avantageux, à l'étude exacte qu'ils avaient faite de cette principale partie de la médecine..... Et, pour parler vrai, ajoute ce praticien célèbre, il est très certain que les remèdes et les préceptes diététiques sont d'un plus grand secours, non-seulement pour prévenir, mais même pour guérir, surtout les maladies chroniques, que les médicamens de la pharmacie et les secrets les plus vantés. » Fr. Hoffmann, t. III, p. 328.

Enfin, un régime bien entendu est la condition la plus favorable au retour à la santé dans les maladies de longue durée. Les services rendus à l'art de guérir, par les travaux des médecins modernes, et notamment par ceux du professeur Broussais, ont donné une nouvelle vie à ce précepte, qui toujours a été pris pour guide par les médecins vraiment observateurs et praticiens consciencieux.

Mais ce n'est pas seulement pour améliorer le corps de l'homme que l'on peut tirer parti du régime; il offre encore une ressource précieuse pour agir favorablement sur le moral, et par conséquent sur le caractère, l'intelligence, les passions, etc.

« Que ceux, dit Galien, qui ne pensent pas que la différence des alimens rende les uns tempérans, les autres dissolus; les uns chastes, les autres incontinens; les uns braves, les autres lâches; ceux-ci doux, ceux-là querelleurs; les uns modestes, les autres présomptueux; que ceux, continue-t-il, qui nient cette vérité, viennent près de moi; qu'ils suivent mes conseils pour les alimens et les boissons, je leur promets qu'ils en retireront de grands secours pour la philosophie morale; ils sentiront augmenter les forces de leur ame; ils acquerront plus de génie, de mémoire et de prudence. » Hippocrate, Plutarque,

Platon , Aristote et beaucoup d'autres philosophes, pensaient de même sur ce point.

« L'ame est troublée, dit le savant Fr. Hoffmann , par les qualités nuisibles des choses dont nous faisons continuellement usage , telles que l'air , les alimens, les exercices , etc. Hippocrate, ajoute-t-il, l'a très judicieusement remarqué dans son *Traité du régime* : « Si quelqu'un veut rendre son ame plus sage , c'est par le régime qu'il y réussira. » Liv. 2 , chap. 1er.

On sait que Moïse et les fondateurs de la religion chrétienne ont compris le régime dans leurs institutions pour conserver la santé de l'homme , et le rendre en même temps plus accessible aux conseils de la raison.

Mais la partie du régime relative aux alimens , est celle qui présente le plus de difficultés, et donne lieu au plus grand nombre d'erreurs. Parmi les fautes qui se commettent en ce qui concerne cette branche de l'hygiène, on peut signaler, comme étant les plus fréquentes, l'habitude d'user de substances alimentaires qui se digèrent trop difficilement pour le degré de force des organes digestifs, ou qui développent à l'excès la chaleur ou la sensibilité , eu égard aux dispositions individuelles ; de prendre pour faciles à digérer des substances de digestion difficile ; de rechercher comme rafraîchissantes, soit celles qui échauffent, par exemple , le cresson, le cerfeuil , le poivre même, soit d'autres regardées à tort comme capables de rafraîchir, telles que le pain de seigle, la chicorée sauvage, etc., etc.; de rendre lourds et irritans, en ayant recours à certaines préparations, des alimens doux et très digestibles; de faire usage de quelques boissons et de quelques mets, quand leur température est encore très élevée, comme on le voit fréquemment pour le thé, le café, le bouillon, les soupes, etc.; d'admettre, sur le régime alimentaire, une foule d'opinions fausses et dangereuses, accréditées dans le public, et particulièrement à l'emploi des viandes, des assaisonnemens, des boissons alcooliques et du café; d'apporter trop peu d'attention à l'influence exercée sur le succès des alimens par les autres choses nécessaires à la vie, telles que les exercices, les affections morales, la température de l'air, etc., etc.

Et ces fautes peuvent avoir pour conséquence prochaine ou éloignée d'occasionner les maladies les plus graves. Ce sont les fautes de ce genre, dit Hufeland, qui contribuent le plus à abréger nos jours.

Elles sont au moins une des principales causes qui empêchent la plupart des hommes de parvenir au terme naturel de l'existence; en sorte que la moitié environ des enfans meurent avant d'avoir atteint l'âge de huit ans, que les deux tiers du genre humain périssent avant la trente-neuvième année, les trois quarts avant la cinquante-unième, et que, comme l'observe Buffon, de neuf enfans qui naissent, un seul arrive à soixante-dix ans. (Renseignemens extraits de la *Physiologie* de Richerand, p. 5o6, t. 2.)

Il serait avantageux assurément que des médecins, mûris par l'expérience, indiquassent à chacun la nature des alimens qui lui conviennent. Huffeland rapporte que les anciens étaient, en cela, plus raisonnables que nous, qu'ils avaient plus souvent recours aux avis des médecins pour fixer leur régime, et c'est une attention indispensable pour les personnes d'une mauvaise santé.

Cependant, les médecins ne peuvent toujours donner, avec détail, dans des consultations même très étendues, une foule d'instructions qui concernent les substances alimentaires ; ils ne peuvent indiquer le nom de toutes les substances dont la nature est favorable à la position de ceux qui réclament leurs conseils. Aussi les consultans, faute d'être suffisamment éclairés, sont-ils exposés, à chaque instant, à des erreurs d'autant plus à craindre, que la santé est plus délicate, et si, pour diminuer les inquiétudes à cet égard, ils s'en tiennent à un petit nombre d'alimens qui leur soient bien connus, ils se trouvent dès-lors obligés d'user toujours des mêmes, tandis qu'il est utile, en général, de les varier autant que possible, selon le goût et les caprices de l'estomac, pourvu, toutefois, que l'on choisisse parmi les substances que demande l'état de la santé.

Varier les alimens offre, d'ailleurs, l'avantage de

favoriser la persévérance, si souvent en défaut chez les personnes qui ont besoin de se nourrir pendant long-temps de substances de nature identique.

Et, sans la persévérance dans un régime convenable, on ne peut guère obtenir de succès contre les maladies de longue durée. En effet, il serait contraire au sens commun, de croire qu'une maladie ancienne et enracinée profondément, pût se guérir en peu de temps; mais si l'usage des moyens employés procure de l'amélioration, cela doit encourager à les continuer; car, pour qu'ils corrigent les vices du sang et des humeurs, et qu'ils rétablissent le ton et l'action des organes, il faut nécessairement beaucoup de temps et de persévérance.

— « Jamais grand dessein ne réussit dans la vie, a dit un médecin très judicieux, que par le temps et la patience, et par la poursuite continuelle des moyens les plus naturels et les plus éprouvés, qui le conduisent à sa fin. Dans les maladies chroniques, la nature ne travaille point par des sauts et des écarts soudains, mais elle marche d'un pas constant et réglé, fortement et doucement, et c'est la nature qui est le vrai médecin. L'art ne fait qu'éloigner les obstacles, arrêter les violences, et solliciter doucement la nature à aller où elle tend.....» — « Si elle n'est pas entravée dans ses efforts, ajoute plus loin ce même auteur, elle triomphera certainement des maladies chroniques; nulle autre chose ne peut le faire. » Traduction de Cheyne, *Traité de la Santé,* p. 306 et 307.

Prenant donc en considération :

1° Les avantages, soit pour le corps, soit pour l'esprit, d'observer un régime alimentaire bien ordonné, les connaissances qu'il réclame, et les difficultés qu'il présente ;

2° Les accidens, les dangers qui résultent souvent de ne pas s'éclairer à cet égard, et qui sont d'autant plus grands que les sujets sont plus faibles ou plus valétudinaires ;

3° Les immenses secours que, dans les maladies, surtout les maladies de longue durée, l'on peut obtenir de l'hygiène, science dont les alimens font une partie essentielle et la plus épineuse ;

4° Les obstacles à la guérison chez les personnes qui ignorent tous les avantages de l'hygiène, obstacles presque toujours difficiles à vaincre, et qui peuvent, parfois, occasionner la mort, surtout lorsqu'il faudrait insister long-temps sur les moyens hygiéniques ;

5° Les résultats heureux que le médecin obtient, lorsque, suivant l'exemple des bons observateurs, de ceux qui font autorité comme praticiens, il prescrit sobrement les médicamens actifs, et s'attache particulièrement au régime, tant que l'expérience lui en démontre les bons effets.

Prenant, dis-je, en considération ces différens motifs, j'ai entrepris de réunir, dans un traité spécial, toutes les connaissances les plus utiles à la santé, en ce qui a rapport aux alimens, et de présenter l'ensemble de ces connaissances de manière à faciliter les moyens de régler le choix et l'usage des substances alimentaires, afin qu'on puisse obtenir d'elles tout le succès possible ;

Soit pour conserver la santé,

Soit pour guérir les maladies, et surtout les maladies de longue durée,

Soit encore pour tirer parti de l'alimentation, à cause de l'influence qu'elle peut exercer sur le caractère, l'intelligence, les passions, etc., etc.

Je divise mon travail en trois parties.

Dans la première, je m'occupe du choix des alimens ;

Dans la deuxième, je traite des alimens eux-mêmes, dans un ordre qui m'a paru le plus convenable pour procurer à chacun la possibilité de faire aisément son choix et ses recherches parmi les diverses substances alimentaires ;

Dans la troisième, j'expose les règles principales sur l'usage des alimens.

Ces Considérations forment le 1er chapitre d'un ouvrage intitulé : *Essai raisonné sur la partie de l'Hygiène relative aux Alimens et aux Boissons ;* par N.-A. HÉBERT, docteur en médecine. 1 vol. in-8°; prix : 6 francs.

Cet ouvrage se trouve à Rouen, chez l'Auteur, rue aux Ours, 4, et chez les Libraires.

A Paris, chez

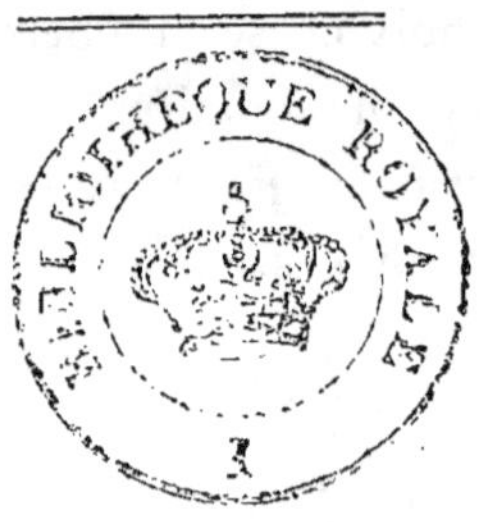